T 24
Ic 26

NOUVELLES

CONSIDÉRATIONS

SUR L'HISTOIRE

ET LES EFFETS HYGIÉNIQUES

DU CAFÉ,

ET SUR LE GENRE COFFEA L.

Par **J.-J. VIREY**, *Docteur en Médecine.*

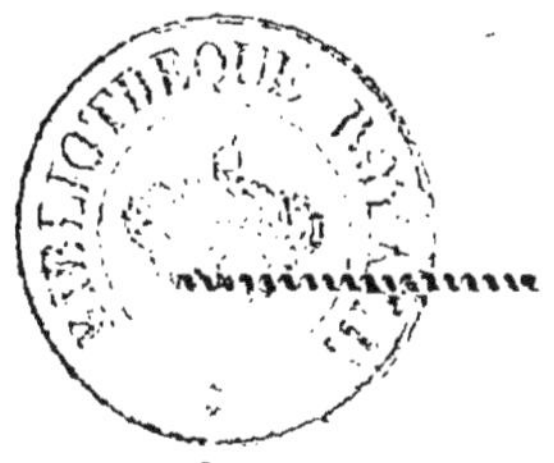

A PARIS,

CHEZ L. COLAS FILS, IMPRIMEUR - LIBRAIRE,

Rue du Petit-Bourbon-St.-Sulpice, en face de la rue Garencière.

1816.

NOUVELLES

CONSIDÉRATIONS

SUR L'HISTOIRE
ET LES EFFETS HYGIÉNIQUES

DU CAFÉ,

ET SUR LE GENRE Coffea L.

On a si souvent écrit sur le café, qu'on doit croire ce sujet épuisé, et qu'il est un peu honteux de venir si tard, après tant de savantes dissertations et d'analyses faites depuis nombre d'années. La position paraît donc fâcheuse, et nous réduit à glaner diverses particularités, peut-être à tort dédaignées de l'histoire de ce végétal célèbre.

En effet, l'intérêt vif qu'on porte si naturellement à une substance agréable, dont tant de personnes font chaque jour usage, nous persuade qu'on lira encore avec quelque bienveillance des

faits moins connus, soit à l'égard de son antiquité, et, pour ainsi dire, de sa noblesse, soit par
rapport à l'histoire naturelle de nouvelles espèces
de *Coffea*, soit surtout pour ses effets non exac-
tement appréciés chez les nations européennes.

De l'histoire du café depuis les temps anciens jusqu'aujourd'hui.

L'ANTIQUITÉ des choses ensevelies dans l'oubli,
est nouveauté quand on les rappelle, et par-là
même le plus vieux redevient le plus neuf. Il ne
sera donc pas inutile de jeter nos regards sur
l'origine et les premiers usages du café.

L'enthousiasme inspiré par cette boisson à
quelques savans, leur fit supposer que le fameux
népenthès d'Homère, donné par la belle Hélène
à Télémaque, dans un repas pour le réjouir, ne
pouvait être qu'une tasse de café. Hélène tenait
ce népenthès d'une dame égyptienne, comme
nous l'avons vu en traitant ce sujet (1). Homère
assure, à la vérité, qu'elle le mêla dans du vin;
mais, outre que les Orientaux nomment vin et
Kawa, toute boisson, Ebusina, que nous nom-

____

(1) *Bulletin de Pharmacie*, tom. V; p. 49.

mons Avicenne, dit, *lib. II, Simpl. : vinum elcahve, de quo jam mentionem fecimus* (1), etc. Ainsi l'on a quelquefois préparé du café au vin, ce qui ne lui a point ôté sa propriété exhilarante.

Cette supposition n'a pas néanmoins convaincu les érudits ; mais ils sont revenus sur un autre point de l'histoire. On lit, disent-ils, dans la Bible, au Ier. *livre de Samuel, chap. XXV*, que, ce pontife étant mort, David, persécuté par Saül, se retira au désert de Pharan avec ses gens. Ayant envoyé demander un présent, ou plutôt un emprunt forcé, au riche Nabal qui tondait ses moutons, sous prétexte que sa troupe ne l'avait jamais volé, Nabal renvoya les demandeurs avec assez d'incivilité. Alors David, entrant en colère, jura de ne pas laisser, le lendemain, vivre dans la maison de Nabal un seul être *qui pisse contre la muraille* (ibid. v. 22). La belle et prudente Abigaïl, épouse de Nabal, instruite de ces événemens, se hâta d'apporter, en cachette de son rude mari, à la troupe de David, deux cents pains, deux outres pleines de vin, cinq moutons, des raisins secs, des figues sèches et cinq mesures

---

(1) Georg. Hieron. Velschius, *de Venâ medinensi*, c. XII, p. 330.

de *kali* (ib. v. 18). Or, que Nabal soit mort subitement dix jours après, et que David ait épousé sur-le-champ la jolie veuve, cela n'intéresse point ces savans ; mais ils soutiennent que le *kali*, signifiant une graine torréfiée, ne peut être que du café offert avec grâce par Abigaïl à l'amoureux David (1) ; il n'y a pas si loin d'ailleurs de *kali* à *kawé*, ou *cahué*.

Toutefois les rabbins, jaloux de conserver l'honneur du roi d'Israël et de cette complaisante veuve, ne veulent point qu'elle lui ait donné du café. Rabbi Jonathan prouve, par le livre de *Ruth*, ch. II, v. 14, que l'on faisait rôtir de la farine anciennement ; et Rabbi Salomon démontre sur le *Lévitique*, ch. XXIII, v. 14, que le gruau pour potage était du blé ou de l'orge grillé ; que c'est l'ἄλφιτον des Grecs, le *pulmentum* des Latins, d'où l'on a fait le mot italien *polenta*, espèce de bouillie qui en résulte. Par conséquent, selon eux, le kali était du blé ou de l'orge grillé par Abigaïl, pour faire la soupe aux gens de la suite de David. En veut-on d'autres preuves chez les Latins ? Caton, *de Re Rustic.*, c. 106,

_____

(1) Voyez P. Petit, *de Homeri nepenthe* ; et Paschius, *de Novis inventis*, p. 447.

rapporte qu'on grillait le blé, puis on le moulait. Virgile, *Georg. I*, *v.* 267, dit :

Nunc torrete igni fruges, nunc frangite saxo ;

et Ovide, dans ses *Fastes*, *l. II*, *v.* 521, parlant du pur froment, atteste le même usage :

Usibus admoniti flammis torrenda dedére.

Cela était en effet nécessaire avant que l'on connût l'art de faire lever la pâte avec du levain ou ferment; car on n'aurait obtenu, au lieu de pain, qu'une masse glutineuse et pesante sur l'estomac, comme les crêpes, les galettes azymes ou non fermentées. Ainsi la torréfaction empêchait de former cette pâte collante et déguisait, par la saveur de grillé, son insipidité. Les Romains furent cinq cents ans à l'usage de cette galette non fermentée, qui demande des estomacs robustes pour la digérer, et rend l'esprit lourd, comme on l'observe chez tous les peuples vivant de pâtes, de macaronis, de bouillies de sorgho, de maïs, de sarrazin, etc.

Le mot *kali*, en Orient, désigne non-seulement les plantes salées des déserts (les *salsola soda* et *sals. kali L.*), mais la combustion qu'on leur fait subir pour en extraire ensuite la soude; et notre mot ALCALI ne signifie, en langue arabe, que *le brûlé*; aussi le mot *caustique* vient de καίω, je brûle, terme qui dérive des langues orientales, comme plusieurs autres noms grecs, originairement phéniciens ou égyptiens.

Rien ne prouve donc que le café fût découvert à ces époques reculées; mais du moins les médecins arabes auraient pu le connaître au temps de la splendeur de ces peuples, et même des Musulmans assurent qu'il fut révélé à Mahomet par l'ange Gabriel.

On a été persuadé que le célèbre Ebnsina, ou Avicenne, avait voulu désigner le café sous le nom de *bunch*, ou de *bunchum* (1), qu'il dit apporté de l'Iamen (Yémen), de qualité chaude et sèche, fortifiant les membres et l'estomac, desséchant l'humidité du corps; mais comme il ajoute, d'après le rapport d'autrui, qu'on le retire des racines d'un végétal nommé *anigailen*, devenu vieux, ceci n'a plus de rapport avec le café, comme l'ont soutenu Prosper Alpin, et surtout Veslingius (2).

---

(1) Lib. II, tract. 2, c. 88, pag. 109 verso, edit. Venet. fol 1562. *Apud Juntas.*

(2) Observ. *in Prosp. Alp. Plant. Egypt.* c XVI. Rhasis en a fait, dit-on, mention aussi sous le nom de *Bunca.*

On n'a donc point de certitude que le café fût anciennement connu, et ce n'est que vers l'an 656 de l'hégire (le treizième siècle de notre ère) que l'historien Ahmed Effendy attribue sa découverte, à Mocca en Arabie, à un derwisch, de l'ordre des Schazilys. Nos histoires des croisades n'en font aucune mention. L'usage de cette boisson parait ne s'être d'abord répandu que dans la Perse et quelques régions de l'Abyssinie; car c'est le muphti Djemaleddin, surnommé Dhabhani, qui, voyageant en Perse et y remarquant l'emploi de cette boisson, l'introduisit à Aden (1) sa patrie, où il mourut en 875 (en 1459 de notre ère). Lorsque Sélim conquit l'Égypte en 1517, l'usage du café passa à Constantinople.

L'époque de son introduction en Europe est connue. Léonard Rauwolf fut le premier qui parla du caféyer en 1583. Prosper Alpin vit ensuite et décrivit l'arbre en Égypte, sous le nom de *bon*, ou *ban*, ou *boun*. Son ouvrage parut à Venise en 1591. Bacon de Verulam, en 1624, fit mention déjà de cette boisson usitée en Orient,

---

(1) Selon un manuscrit arabe de la Bibliothèque du Roi, coté n°. 944, traduit par M. Sylvestre de Sacy, Chrestomathie arabe, tom. II, p. 224 et suiv.

dans sa *Sylva Sylvarum, cent. VIII. exper.* 738, et Meisner en publia un traité dès 1621. Cependant ce n'est que vers 1645 que l'on commença d'en boire en Italie, et les premiers cafés furent établis à Londres en 1652, à Paris en 1669, où la livre de café se vendait jusqu'à quarante écus à cette époque. Avant 1674 il y en avait déjà jusqu'en Suède, où cette boisson était vantée contre le scorbut (1). Le premier qui mit en usage le café au lait fut Nieuhoff, ambassadeur hollandais en Chine, d'après l'imitation du thé au lait (2). Antoine de Jussieu publia la première description botanique exacte du caféyer dans les Mémoires de l'académie des sciences, en 1713, p. 291, fig. 7.

La manière dont l'arbre du café fut d'abord apporté d'Arabie par Nicolas Witsen, d'Amsterdam, à Batavia vers 1690, et introduit dans les serres en Hollande vers 1710, la présentation que les Hollandais firent à Louis XIV d'un pied de cet arbre vers 1713, et le don que M. Ressons, lieutenant général d'artillerie, fit d'un autre

---

(1) Val. Andr. Mollenbrœccius, *tract. de Varis*, c. XIII, §. 24.

(2) Nieuhoff, *Iter sinic.* p. 57.

pied au jardin des Plantes de Paris, souche de tous les caféyers de nos colonies ; le transport que fit avec tant de zèle M. Declieux, en 1720, d'un caféyer des serres du jardin des Plantes à Cayenne, où s'établit sa première plantation, et de là aux Antilles ; tous ces faits sont trop connus pour nous y arrêter : cependant, dès 1717, il y avait déjà des caféyers, venus directement d'Arabie, à l'Isle-de-Bourbon, et qui y prospéraient.

Le terme de *café*, que les Turcs nomment *cahoué*, et *kawa* selon les Arabes, signifie *dégoût*, parce que le café diminue en effet l'appétit lorsqu'on en boit beaucoup ; il ne dérive donc pas, comme le prétendent le chevalier d'Arvieux et Savary (1), d'un mot qui signifie force et vigueur.

A l'égard du café à la sultane, que l'on prépare avec les coques desséchées et grillées, sans les graines, Forskahl l'a trouvé peu agréable et analogue à une forte infusion de thé qui serait aigrelette (2). La chair de ces fruits de café, semblables à des bigarreaux, étant récente, est mucilagineuse, fade et douceâtre.

Il n'est pas de notre objet de rappeler les ana-

---

(1) Lettres sur l'Égypte, tom. I, p. 289.

(2) *Flora Ægyptio-Arabica*, pag. 82

lyses chimiques du café faites par MM. Cadet, Payssé, Chenevix, Grindel et Séguin, qui y ont trouvé entre autres principes, tels que l'amer et l'albumine, un acide nommé gallique par les uns, kinique par d'autres, *cafique* particulier, outre l'huile inodore du café non brûlé et l'huile empyreumatique amère qu'y développe la torréfaction. (Voyez Cadet, *Annal. chim.*, tom. LVIII, p. 266. Payssé, *Annal. chim.*, tom. LIX, p. 196 sq. Grindel, *Biblioth. médicale*, t. XXX, p. 411 sq. Chenevix, *Ann. chim.*, t. XLIII, p. 326. Séguin, *Ann. chim.*, t. XCII, p. 5. sq. Brugnatelli, *Ann. chim.*, t. XCV, p. 299, etc.)

Des effets du café parmi les nations civilisées.

Jusqu'à présent on n'avait considéré le café que par rapport à son influence sur le corps humain, soit comme une *boisson intellectuelle*, suivant l'expression connue, soit aussi relativement à sa culture et à son commerce. Mais il me semble qu'on n'a guère fait attention à un autre résultat bien remarquable et qui concerne éminemment l'état politique ou la civilisation.

Il ne faut pas penser que les alimens et les boissons se bornent à modifier nos corps seulement. A mesure que ces substances agissent sur notre organisation, il est certain que notre manière de penser et de sentir en éprouve aussi des changemens, par la relation perpétuelle du physique et du moral dans nous. Nous l'avons déjà vu en parlant de l'emploi du thé (1), comparé à l'usage du vin, pour boisson habituelle. Le Chinois routinier, esclave sous le bâton de ses mandarins, peuple de plus de cent millions d'habitans, asservi par une poignée de conquérans tartares, à plusieurs reprises et pendant des siècles, accuse hautement une lâcheté et une mollesse radicales, entretenues, fomentées sans cesse par l'abus de boissons continuelles d'eau chaude, d'infusions théiformes, quoique des institutions politiques concourent aussi à garrotter cette antique nation. Rien de semblable ne serait possible en introduisant chez elle l'habitude du vin et des spiritueux, si l'on considère l'impétuosité que l'ivresse imprime, ou seulement l'exaltation modérée que des boissons fermentées entretiennent dans le courage et donnent à toutes les actions des peuples européens, sous un climat pareil à celui de la Chine septentrionale.

Quelle sera donc l'influence du café pris habi-

____

(1) *Journal de Pharmacie*, février 1815.

tuellement et substitué en partie au vin parmi les Européens, dans leur état social actuel? Il suffit de l'observer parmi les peuples orientaux qui font abondamment usage, ou plutôt excès de cette boisson.

Les Arabes, indépendamment de leur climat sec et ardent qui rend leur complexion grêle et nerveuse, ainsi qu'on le remarque parmi les Bédouins, doivent au café qu'ils prennent assidûment une partie de leur mobilité impétueuse, de leur vivacité d'esprit, du feu de leur imagination, de ce caractère d'indépendance ou même de cette liberté exagérée qui fait leurs délices et qui les maintient indomptables et fiers dans leurs arides solitudes. Ils puisent encore dans cette boisson et les longues veilles qu'elle détermine, l'amour des contes de fées, de ces ingénieux badinages des Mille et une Nuits dont ils savent charmer leurs fortunés loisirs. Voyez-les assis en cercle près de leur tente patriarcale, autour d'un petit feu de bouse de chameaux desséchée. Là est une poêle percée de trous dans laquelle rôtit la fève du *bunn*, ou le café moka et sa coque, parce qu'ils ne séparent pas toujours celle-ci comme inutile ; deux pierres plates ont bientôt broyé le *kahwa modjahham* ou café avec sa coque, en une poudre presque impalpable. L'eau bouillante est préparée dans l'*ibrik* ou la cafetière, on y jette cette poudre. Si l'on emploie la graine de café avec la coque, la boisson se nomme *bunniya*; mais, si l'on se contente de la seule coque grillée (ou ce qu'on appelle en Europe, du café à la sultane), la boisson se nomme *kischériya*. On agite le mélange, et sans qu'il dépose, mais encore tout épais et chargé de la poudre fine, on le verse bouillant dans de petites tasses de cuir, et on le savoure ainsi par petites gorgées, sans sucre, sans lait, sans aucun mélange étranger qui en adoucisse ou déguise l'amertume. Cependant l'assemblée, accroupie sur ses nattes ou ses tapis de peaux de chameaux, prépare un tabac tántôt parfumé de bois d'aloès, tantôt mêlé d'un peu d'opium, dans de longues pipes de terre de Trébizonde ou d'écume de mer ; et, pendant que chacun fume gravement, le cheik ou le vieillard engage un jeune homme à réciter soit l'histoire des amours de Soleyman (*Salomon*), soit quelque autre conte oriental, soit à chanter une complainte. Cependant la préparation du café continue, et de temps en temps l'échanson et souvent le Ganymède de la troupe renouvelle les doses de la noire décoction dans les tasses flexibles, ces fidèles compagnes de nos vagabonds Bédouins. Souvent on passe toute la nuit, sous ces heureux climats, à s'abreuver chacun de vingt à trente tasses de café; la conversation s'échauffe, s'anime, alors les cerveaux s'exaltent ; quelquefois un jeune Bédouin ardent se lève, dans son enthousiasme entonne un hymne sacré à la louange du grand *Allah* et de son prophète *Mohammed*, puis, respirant la gloire, propose à toute l'assemblée quelque partie de voyage , telle que de détrousser une caravane , d'attaquer une autre horde d'Arabes , ou de piller quelque village de la Syrie et de l'Égypte. Toute la société applaudit à la proposition , et dès le lendemain l'on prépare les chevaux et les chameaux, avec le sabre antique et le djerrid ou la lance tant de fois terrible et victorieuse dans les champs de l'Yémen.

Lorsque l'usage du café passa de la Mecque à Constantinople et au Kaire, il s'établit dans ces grandes villes, des cafés, des kawha-kanés où l'on vendait cette boisson; les oisifs s'y réunirent pour en prendre , et indépendamment des *almés*, des *ghawasiés*, danseuses ou courtisanes qu'on y faisait venir pour amuser de leurs danses et de leurs chants les assistans , on y jouait aux échecs, on y racontait des histoires sempiternelles ; des

contes de féerie orientale assaisonnés d'apoph-
tegmes. Mais comme tout s'use et devient insipide
à la longue, l'on s'occupa quelquefois de nouvelles politiques ; au défaut de gazettes officielles
qui vous ordonnent de croire à tels événemens,
l'on en rapporta de vrais ou de faux, et l'imagination vive des Orientaux ne dut pas être stérile
en commentaires, surtout à l'aide du café, sous
le régime de fer du despotisme. L'on conçoit
que les sultans, les visirs et les pachas ouvrirent
bientôt les yeux sur ces réunions et sur une boisson trop intellectuelle pour leur administration
féroce et insensée.

Déjà le sultan Mourad III avait défendu l'emploi du café à Constantinople ; cependant l'usage
s'en étendait : mais, sous la minorité de Mahomet IV, pendant la guerre de Candie (1), le
grand visir Kupruli, apprenant que, dans les
cafés publics, on se permettait de blâmer sa con-
duite en lui attribuant les malheurs et la déca-
dence de l'empire, fit fermer sur-le-champ tous
ces lieux et même démolir les maisons, préci-
piter dans le Bosphore, cousus dans des sacs de
cuir, les téméraires scrutateurs de son gouver-

---

(1) Ricaut, Hist. de l'Emp. Ottoman, t. I.

nement ; on distribua , par son ordre , la baston-
nade à d'imprudens raisonneurs, à quelques milliers
de cafetiers de Constantinople , desquels on brisa
les tasses. Cependant le même Kupruli , moins
inquiet des cabarets et des tavernes , où l'on vendait du vin , malgré la loi expresse du prophète ,
les laissa subsister : il pensait en vrai tyran ; car il
redoutait peu l'ivresse qui abrutit les hommes ,
mais beaucoup la raison qui les éclaire. Sous le
despotisme , c'est en effet un crime bien capital
que de penser , dit B. Moseley (1).

Toutefois, les mauvais traitemens étant peu
propres à convaincre les esprits , l'on buvait
toujours du café en cachette , peut-être même
avec plus de plaisir , parce qu'on le défendait.
La tyrannie résolut donc de le discréditer. On
représenta aux oulemas, aux docteurs de la loi
sainte, que les *kawha kanés* étaient des lieux de
débauche et d'impiété ; on passa plus avant ;
Mahomet, le divin prophète , n'avait ni connu
le café ni usé de cette boisson ; c'était donc une
abomination de l'employer ; de plus le café doit
être brûlé et charbonné avant qu'on en fasse une

_____

(1) Traité des propriétés du café. Voyez la trad. fr. Paris ,
1786, in-12.

décoction; or le Coran proscrit les choses impures en alimens, telles que les charbons. Les muftis, les muezzins, assemblés dans un docte divan, fulminèrent un sanglant anathème dans un fetwa contre le café, déclarant en propres termes que *ceux qui en useraient, porteraient au jour de la résurrection générale* (1) *un visage plus noir que le fond des chaudrons où l'on fait bouillir cette infernale substance.* Nous ignorons si cette menace effraya beaucoup les Musulmans petits-maîtres et jaloux de la blancheur de leur teint. Les mollahs, les dervis, les imams et fakirs, toute la hiérarchie sacerdotale fut déchaînée dans ses prédications, par l'influence des emyrs, des scheiks de la Mecke, soutenue de l'autorité des pachas et des sultans. Ce n'était point assez, à ce qu'il paraît, et l'on se moquait toujours un peu des visages noirs au jour du jugement; l'on voulut donc faire décider encore par les facultés de médecine que le café était dangereux. Deux frères persans, médecins (*hakimani*) de l'emyr et des scheiks de la Mecque et du pacha, l'an 917 de l'hégire (en 1502), crurent faire leur cour

---

(1) Voyez Sylvestre de Sacy, Chrestomathie arabe. Paris, 1806, in-8°., tom. II, p. 226 sq., etc.

en déclarant que le café était 'sec et froid. Cette décision était adroite ; elle faisait craindre que l'usage du café ne refroidît la faculté prolifique , très - honorée dans l'Orient surtout ; elle dut fort alarmer les harems ou les sérails ; quel puissant motif de repousser le café, pour le beau sexe principalement !

Cette fois les fakirs , les mollahs , les imams prirent hautement la défense du café, parce que , s'ils l'interdisaient au peuple qu'il faut toujours tenir en bride , ils ne laissaient pas d'en faire eux-mêmes en particulier la plus ample consommation , jusque dans l'enceinte sacrée de la *Caaba* , de la grande mosquée de la Mecke ; et sous le spécieux prétexte de mieux veiller les nuits pour célébrer sans relâche les louanges du grand Allah et de son prophète. D'ailleurs , c'était un saint imam, le pieux , l'illustre mufti Djemal-Eddin Abou-Abd-Allah Mohammed Ben Saïd , surnommé Dhabhani, qui avait propagé l'usage du café ; ce furent des fakirs de l'Yemen, et particulièrement le célèbre Ali Ben Omar Schadhéli, auquel on rapporte la découverte des vertus de cette fève. Dieu gagnait en louanges dans les veilles dévotes des mollahs.

On contredit donc les assertions des docteurs

persans, Noureddin Cazérouni et Alaeddin Ali; les savans du pays découvrirent dans de vieux livres que l'incomparable docteur Ben Giaslah avait décidé jadis que le café était chaud et non pas froid. Le docte Fakhr-Eddin Aboubecr Ben-Abi-Yesid publia un livre admirable intitulé : *Le Triomphe du Café*; enfin, épris de cette boisson, le Scheikh Schéref-Eddin Omar Ben Faredh, dans ses sublimes poésies, s'exprima en ces termes en parlant de sa maîtresse : *Elle m'a fait boire à longs traits la fièvre ou plutôt le café de l'amour.*

Que pouvait-on répondre à ces raisons foudroyantes? Les docteurs persans furent atterrés, et l'on sait que plus tard, quoique pour d'autres motifs, ils eurent le ventre fendu par l'ordre d'un sultan. D'ailleurs les pachas du Caire, très-amateurs de café, ayant demandé l'avis des docteurs, ceux-ci, après avoir pris leur tasse, prononcèrent un fetwa, ou rescrit, en faveur de cette boisson, déjà fort en vogue parmi les friands muftis, les jurisconsultes, les docteurs, les hommes d'esprit et d'études; néanmoins les scheicks, s'ils tolérèrent en particulier son usage, continuèrent à défendre sa vente en public, dans les cafés, qu'ils regardaient comme des séminaires de liberté et même d'insurrection.

Mais il était décrété sans doute par la fatalité que le café triompherait dans les entrailles même du despotisme ; car jusque dans les harems de sa hautesse Amurath III et malgré ses défenses, les charmantes odalisques , les mignons et jeunes coglans se délectaient de cette précieuse liqueur. Loin d'enivrer comme le vin , si abhorré du fidèle Musulman, elle dissipe l'ivresse, elle débrouille les fumées opaques que l'opium envoie au cerveau ; enfin l'on se trouva tout étonné de penser un peu, pour les premières fois, et l'on n'en fut plus si effrayé. Dès 1554 , on vendait librement à Constantinople du café sous Soliman-le-Grand.

Croit-on que désormais un pacha turc se laisse étrangler par les muets de sa Hautesse avec le fatal cordon de soie verte , et sur une simple lettre ou firman ? Pense-t-on que le moindre dervisch ait une croyance aussi illimitée qu'autrefois dans les moindres versets du Couran'n (ou Alcoran) , en prenant son café, qu'en se stupéfiant par l'opium et le bendjé ? Si cette boisson diminue la crédulité qui fait toute la violence du fanatisme et toute l'autorité des sultans, elle sert donc à la civilisation de la Turquie et de l'Orient, d'où l'imprimerie est encore repoussée par la même haine qui proscrivit le café. Mais il faut considérer quelle fut l'influence de cette boisson sur les peuples les plus civilisés de nos climats.

C'est un fait remarquable qu'à Londres, en 1675, sous Charles II rétabli sur le trône, on trouva que les cafés publics devenaient des foyers de sédition, des clubs à motions, et ils étaient déjà tellement multipliés qu'on en comptait plus de trois mille (1). On les fit fermer, en laissant la même exception pour les tavernes à vin et d'autres boissons abrutissantes, que le visir Kupruli avait accordée aux cabarets de Constantinople.

L'influence de ces cafés publics sur l'esprit général fut moins sensible d'abord en France par une seule cause : le vin resta long-temps chez nous en honneur comme produit national, et il y avait presque du patriotisme à s'enivrer. La spirituelle Sévigné prédisait que le café et Racine passeraient de mode, et il n'était pas de mauvais ton

---

(1) Philippe Sylvestre Dufour, Traité du café. Lyon, 1685, in-12, p. 114, et Moseley, Traité des propriétés du café, trad. fr. Paris, 1786, in-12, p. 45.

comme aujourd'hui de se mettre en pointe de vin, ou même d'aller au-delà, ainsi qu'on le sait par l'aventure des amis de Molière dans un souper à Auteuil. Les jeunes seigneurs de la cour, même sous la régence licencieuse d'Orléans, ne cherchaient la gaîté que dans les vins délicats ; mais c'est lorsque Louis XV préparait lui-même son café avec madame de Pompadour ou la comtesse de Dubarry, que cette boisson prit la plus grande faveur dans la nation française.

On voit alors les cafés exercer un puissant empire sur le public ; et, par exemple, la renommée du café Procope, où se rassemblaient les beaux esprits de ce temps, n'est pas étrangère à l'histoire politique du dix-huitième siècle, non plus qu'à la philosophie, comme on peut le voir par la Correspondance littéraire de Grimm.

Si l'on attribuait aux journaux et gazettes, enfin à toute autre cause qu'au café, le caractère d'esprit moderne depuis environ un siècle, ou la révolution opérée dans les idées des peuples les plus civilisés d'Europe, nous ne prétendrions pas l'attribuer uniquement sans doute à cette boisson, mais il nous serait facile de montrer du moins à quel point elle y a contribué ; car l'introduction des gazettes politiques date même de l'époque de l'établissement des cafés publics.

L'usage habituel du vin rend éminemment le tempérament sanguin, mobile, vif et jovial, mais plutôt étourdi et irréfléchi que pensif; ainsi il excitera aux mouvemens, à la danse, au chant, à un babil folâtre, d'autant plus qu'on s'échauffera en buvant, à moins qu'on ne se plonge dans des excès abrutissans. L'amateur de café acquerra au contraire, par cette boisson fréquente, une complexion plus maigre, grêle, nerveuse; son système musculaire s'affaiblira et éprouvera même, par la suite, des tremblemens, à mesure que son système nerveux sera plus souvent stimulé au moyen du café. Cette constitution le rendra donc plus propre à la réflexion qu'à l'activité corporelle.

Il est facile de remarquer combien les personnes de ce tempérament grêle, surtout les femmes, idolâtrent le café et y trouvent leur bien-être, quoiqu'il agite excessivement leur système nerveux. L'on voit aisément aussi combien on éprouve de différence dans la faculté de penser, en déjeunant avec du vin ou bien avec du café.

Or le caractère moral des personnes adonnées au vin et de celles accoutumées au café devient tout-à-fait différent. Les premières s'abandonnent à la gaîté, sont insouciantes, franches, simples, ouvertes ; les secondes, plus réfléchies, plus subtiles ou calculatrices, plus pénétrantes, se possèdent infiniment davantage. On ne peut nier que cet état de l'organisation ne soit plus favorable à la pensée que le précédent ; il se laisse moins aveugler, il approfondit mieux les objets. Par conséquent on raisonnera mieux dans un café que dans un cabaret. Ainsi, peu à peu cette fève méridionale imprimera aussi un tempérament plus nerveux, plus méridional aux peuples du nord qui en usent aujourd'hui si abondamment. L'Arabe est spirituel et vif sans doute, mais aussi fort sérieux et calculateur (1). Il a sans doute une trop grande exubérance d'imagination ; la richesse, la multiplicité des images y dégénère en recherche, comme on le voit dans leur poésie, dans l'architecture, dans tous les discours de ces peuples ; c'est parce que, indépendamment du climat sec et enflammé qu'ils habitent, le fréquent usage de la fève de Moka contribue à fouetter, pour ainsi dire, davantage encore cette imagination exaltée.

---

(1) Voyez les Mém. du chevalier d'Arvieux sur les Arabes. Ce sont, par exemple, les plus habiles joueurs d'échecs de toute la terre.

En gagnant beaucoup pour la vivacité de réflexion par l'emploi du café, l'on n'en conclura
pas que la somme du génie augmente nécessai-
rement. Les hommes illustres de l'antiquité par
leur haute intelligence n'ont point connu cette
boisson, et toutefois bien peu de modernes buveurs
de café les égalent. Nous remarquerons en effet,
qu'augmentant la mobilité, la susceptibilité intellectuelle, le café fera plutôt jaillir l'éclair d'une
pensée, d'une saillie vive, d'un trait délicat et
perçant, qu'il ne mûrira lentement de graves et de
profondes méditations. Les Arabes ont présenté
beaucoup d'hommes d'esprit, très-peu de génies
inventeurs; ils ont été les copistes et les singes
des Grecs, comme on l'a dit, plutôt que leurs
émules ou leurs rivaux, même avant l'usage
du café, et cette boisson n'a pu qu'aiguiser davantage leur esprit sans les rendre des génies supé-
rieurs.

J'ajoute que les hommes les plus éminemment
spirituels du dix-huitième siècle ont été les plus
grands amateurs de café; tels sont Voltaire, Fon-
tenelle, Jacques Delille et quelques autres. Enfin,
si les lumières sont aujourd'hui plus répandues et
disséminées dans la société, par cette facile com-
préhension, elles ne sont pas plus vives ou plus

concentrées en quelques têtes. Pense-t-on que , si l'usage de l'opium était introduit parmi nous comme chez les Turcs, les Persans et d'autres Orientaux , nous aurions le même caractère, la même activité d'esprit que par l'emploi du café ?

L'on peut donc conclure de tout ceci , que l'introduction de nouvelles substances en alimens ou en boissons, telles que le café , agit sur le physique et influe à la longue sur le moral, sur l'état politique même des hommes , et ne peut que nous conduire à un état de civilisation plus perfectionné. La plupart des médecins et des philosophes qui ont fait de si heureuses recherches sur l'influence des climats , ne se sont point aperçus que les alimens devaient exercer une action non moins vive. S'il est des climats pour la servitude , il est aussi des nourritures d'esclavage et des boissons de liberté. Le vin ne conviendrait pas dans les empires despotiques, comme l'opium , le bangue et les assoupissans, ou les débilitans , tels que l'eau chaude du thé en Chine , et des thermopolies à Rome au temps de leurs despotiques empereurs.

Pourquoi le blé et sa culture sont-ils mieux appropriés aux états civilisés, et le riz aux nations fléchies sous le joug des sultans d'Asie ? Nous pourrions en établir diverses raisons si c'était ici le lieu. Cette étude offre une carrière neuve encore à parcourir. L'on appréciera l'influence que la nourriture de chair des peuples chasseurs, celle de poisson parmi les nations maritimes, de laitage chez les nomades pasteurs, exerce aussi sur leur moral et leur constitution politique, si l'on en veut rechercher les causes. La nature agit sans relâche sur nous ; ce n'est à notre insu que quand nous négligeons de l'interroger ; nous ne sommes pas ce que nous voulons, mais ce qu'elle veut et comme elle veut, en nous repaissant de nourritures diverses pour ses divers desseins sur la terre.

DE LA FAMILLE NATURELLE

Des arbres à café.

On sait que le genre *coffea* L. , considéré d'abord comme analogue aux jasmins par sa forme, appartient à la famille naturelle des rubiacées de Jussieu (ou *stellatæ* de Linné, pentandrie monogynie) comme les quinquina, les *nauclea* qui fournissent le kino ; les *psychotria* , les *antir-rhea*, tous arbres et arbustes riches en un principe tonique et astringent plus ou moins rouge, usité en médecine. La garance, bien que d'un rang inférieur, se rattache aux précédens par ses propriétés et sa matière colorante rouge. L'amertume des genres *cinchona* et *coffea* leur attribue des qualités éminemment fébrifuges ; et ce n'est pas sans raison que le docteur Grindel et quelques autres ont employé avec succès le café comme succédané du quinquina. Les racines des *psychotria* et des *callicocca* sont émétiques , puisqu'elles fournissent les meilleures sortes d'ipécacuanha ; mais elles sont en même temps remarquables par leurs qualités astringentes et toniques, qui les rendent précieuses contre les flux diarrhoïques, ainsi que le bois de Losteau , *antirrhea , Juss.* , de l'Isle-de-Bourbon.

Les arbustes de nos climats, les plus voisins du caféyer, sont les chèvrefeuilles, ensuite le laurier-tin (*viburnum*) et les cornouillers. Ce ne serait donc que dans ces genres qu'on pourrait rechercher avec le plus de succès de vrais succédanés pour le café , s'il en existait qui réunissent ses propriétés. Comme aucun de ceux qu'on a proposés n'a rempli ce but, nous croyons superflu d'en citer la liste.

Il faut remarquer enfin qu'aujourd'hui , bien que le *coffea arabica* produise presque tout le café usité par les diverses nations de la terre , il paraît que d'autres arbustes du même genre, les *coffea mauritiana* Juss., *coffea ramosa* et *coffea Zanguebariæ* de Loureiro , donnent des graines de café qui se mèlent sans doute avec l'espèce ordinaire. Les diverses contrées où le caféyer est cultivé , attribuent, comme on sait, des qualités particulières à la saveur de ses graines. Jean-Laurent Tels a depuis peu fait réussir des pieds de caféyer en pleine terre , dans le jardin botanique de Pise.

GENRE *COFFEA*, CAFÉYER.

Calice à quatre dents ; corolle infundibuliforme à cinq étamines, un style à deux stigmates. Pour fruit, une baie ombiliquée, contenant deux graines elliptiques, hémisphériques, renfermées dans une arille.

1. CAFÉYER ARABIQUE, *Coffea arabica* L. A. Feuilles oblongues ovales, acuminées; pédoncules axillaires agrégés. Corolles quinquéfides. Willdenow, *Sp. pl.* I, p. 973. Croît dans l'Yemen, ou l'Arabie Heureuse, et l'Éthiopie. Arbuste de trente à quarante pieds de haut.

2. C. DE BOURBON, *C. mauritiana* de Jussieu. A baies oblongues, aiguës à leur base, dispermes. Poiret, *Encycl. méth.*, tom. I, p. 550. Croît dans les montagnes de l'Isle-de-Bourbon. Peut-être mêle-t-on ses graines au café Bourbon. Lamarck, *Encycl.* III, p. 544, tab. 160, f. 2.

3. C. DE LA GUIANE, *C. guianensis*, Aublet, *Guiane* 150, tab. 57. A fleurs quadrifides; à petites baies violettes, dispermes. Des forêts de la Guiane. Inusité, comme la plupart des suivans, et toutes les espèces originaires d'Amérique.

4. C. A PANICULES, *C. paniculata*, Aubl. *Gui.* 152, tab. 58. A rameaux quadrangulaires, feuilles larges, ovales oblongues, aiguës; corolles quadrifides; baies dispermes. Même habitation.

5. C. MONOSPERME, *C. occidentalis*, Linné ; Jacquin. *Amer.* 67, tab. 47. A fleurs quadrifides; baies mono-

spermes, peut-être par avortement d'une des semences. *Pavetta*, de Brown, *Jam.* 142, tab. 6, f. 1. *Jasminum arborescens* de Plumier. spec. 17. Croît à Saint-Domingue et à la Martinique; est le *Potima* de Persoon.

6. C. A GRAPPES, *C. racemosa*, Ruiz, Pavon. Flor. peruv., t. 2, p. 64, tab. 214. A. A feuilles oblongues ovales, acuminées; stipules bifides; rameaux axillaires, terminaux, penchés. Croît au Pérou, dans les forêts de Pati et Macora.

7. C. OMBELLÉ, *C. umbellata*, R. P. Flor. per. 2, p. 66, tab. 215. B. A feuilles oblongues acuminées, veines transversales ; stipules un peu arrondies ; fleurs ramassées en ombelles. Du Pérou, dans les forêts des Andes.

8. C. CILIÉ, *C. ciliata*, R. P. Flor. per. tab. 216, A. Feuilles oblongues, acuminées; stipules tronquées, ciliées, creusées; rameaux terminaux. Même habitation.

9. C. VERTICILLÉ, *C. verticillata*, R. Pav. Flor. per. tab. 217, fig. 6. Feuilles oblongues lancéolées, ovalaires, acuminées; stipules ovales, ciliées; rameaux terminaux verticillés. Habitation semblable.

10. CAFÉYER LUISANT, *Coffea nitida*, R. P. Flor. per. tab. 217, A. Feuilles oblongues un peu aiguës, brillantes; stipules tronquées, ciliées; rameaux terminaux. Des forêts du Pérou.

11. C. A FOSSETTES, *C. foveolata*, R. P. Flor. per. tab. 216. A feuilles oblongues ovales , acuminées en pointe fine ; de petites fossettes à la base de leurs veines; stipules ovales ; rameaux terminaux. Des forêts des Andes, au Pérou.

12. C. A LONGUES FEUILLES, *C. longifolia*, R. P. Flor. per. tab. 218, fig. A. A feuilles lancéolées oblongues,

ondulées, rabattues; stipules ovales; rameaux terminaux. Du Pérou.

13. C. A PETIT FRUIT, *C. microcarpa*, R. P. Flor. per. tab. 218, fig. B. A feuilles lancéolées aiguës; stipules de chaque côté à deux dents; cimes florales axillaires et terminales, étalées. Fruit de la taille d'un grain de poivre. Des forêts du Pérou.

14. C. DES INDES, *C. Indica*, Herbier de M. Desfontaines. A feuilles ovales oblongues, acuminées; panicules axillaires, divariqués; fruits très-petits, ovalaires. Recueilli à Java par M. Labillardière.

15. C. A FEUILLES DE LAURIER, *C. laurifolia*, Herbier de Desfont. A feuilles oblongues, lancéolées, mucronées, coriaces; rameaux axillaires; fruits arrondis. De Sierra-Léone, sur les côtes d'Afrique.

16. C. ACUMINÉ, *C. acuminata*, R. P. Flor. per. tab. 214, B. Feuilles ovales, acuminées, velues aux aisselles des veines; stipules caduques; rameaux à peu de fleurs. Baie ovale de la grosseur d'une cerise. Des Andes, au Pérou. *Potima* de Persoon.

17. C. A FEUILLES SESSILES, *C. subsessilis*, R. P. Flor. per. tab. 215, B. à feuilles sessiles, oblongues, lancéolées, acuminées, creusées à leur base; stipules ovales; rameaux axillaires. Fruit en cerise pourpre. Du Pérou. *Potima* de Persoon.

18. C. RAMEUX, *C. ramosa*, Loureiro, Flor. cochinchin., p. 179. Très-rameux; feuilles rudes ou tuberculeuses; rameaux terminaux. Arbrisseau de Mozambique et d'autres lieux d'Afrique, où il est employé comme le café d'Arabie.

19. C. DU ZANGUÉBAR, *C. Zanguebariæ*, Loureiro, Fl. coch. , p. 180. A coroiles de six à sept divisions, fruit anguleux, à nervures. Il croît sur la côte de Zanguebar ; on l'emploie aussi comme le café d'Arabie.

20. C. SUREAU , *C. sambucina*, Forster, Prodrom. Flor. Austr. , n°. 92, à feuilles oblongues, lancéolées, aiguës ; cimes en corymbes terminales. Des îles des Amis.

21. C. OBIER, *C. opulina*, Forster, *ib.*, n°. 93. Feuilles ovales, lancéolées ; corymbes ramassés, globuleux, terminaux. De la Nouvelle Calédonie.

22. C. ODORANT, *C. odorata*, Forster, *ib.*, n°. 94. Feuilles ovales, aiguës ; cimes en corymbes, axillaires. De l'île de Tanna et des îles des Amis.

23. C. A TROIS FLEURS , *C. triflora*, Forster, *ib.*, n°. 95. Feuilles ovales, lancéolées, acuminées ; pédoncules terminaux, ternaires et uniflores. D'Otahiti.

Nota. MM. Humboldt et Bonpland ont observé plusieurs autres espèces du genre *coffea*, et ils en préparent les descriptions ; mais, comme aucune n'est usitée , elles n'intéressent que sous le rapport botanique.

Imprimerie de FAIN , rue de Racine , place de l'Odéon.